DE

L'INSERTION VÉLAMENTEUSE

DU CORDON

PAR

Gustave BESSIÈRE

DOCTEUR EN MÉDECINE DE LA FACULTÉ DE PARIS

Ancien externe des hôpitaux de Paris

PARIS

ALPHONSE DERENNE

52, Boulevard Saint-Michel, 52

1884

DE

L'INSERTION VÉLAMENTEUSE

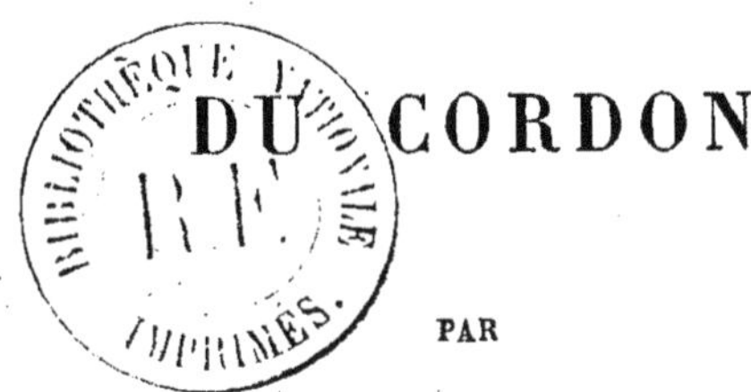

DU CORDON

PAR

Gustave **BESSIÈRE**

DOCTEUR EN MÉDECINE DE LA FACULTÉ DE PARIS

Ancien externe des hôpitaux de Paris

PARIS

ALPHONSE DERENNE

52, Boulevard Saint-Michel, 52

1884

A LA MÉMOIRE DE MA MÈRE

A LA MÉMOIRE DE MES DEUX ONCLES

A MON PÈRE

A MA TANTE

A MES FRÈRES

A MES GRANDS-PARENTS

MEIS ET AMICIS

A MON PRÉSIDENT DE THÈSE

M. LE PROFESSEUR TARNIER

A M. LE DOCTEUR PORAK

Accoucheur de l'hôpital Saint-Louis.

DE

L'INSERTION VÉLAMENTEUSE

DU CORDON

PRÉFACE

Signalée depuis longtemps, mais peu étudiée jusqu'ici, l'insertion vélamenteuse du cordon ombilical a été considérée par les quelques auteurs qui en ont fait mention, comme la cause de dangers redoutables et très fréquemment mortels pour le fœtus, soit pendant la grossesse, soit surtout pendant le travail.

Du mois de mars au mois de novembre 1883, dans son service de l'hôpital Saint-Louis, M. le docteur Porak a pu constater cinq fois cette insertion vélamenteuse. Cinq fois l'accouchement a été normal et l'enfant est venu vivant. De pareils faits sont en désaccord avec les idées généralement admises et M. Porak nous faisait alors remarquer qu'on avait peut-être un peu trop assombri le pronostic de cette anomalie du cordon, qu'on en avait exagéré les dangers.

Ces cinq observations m'ont paru d'un double intérêt,

par la rareté même de ce genre d'insertion d'abord, par leur caractère négatif ensuite.

Sur l'avis de mon excellent maître, M. Porak, je n'ai pas hésité à en faire le sujet de ma thèse inaugurale. Qu'il me soit permis de rendre hommage à son bienveillant accueil, à ses savants et précieux conseils ; je le prie d'agréer l'expression de ma vive gratitude.

Que M. le professeur Tarnier qui veut bien accepter la présidence de notre thèse reçoive aussi nos plus sincères remerciements.

Après quelques considérations indispensables sur l'historique, la pathogénie, l'anatomie pathologique et le diagnostic de cette disposition du cordon ombilical, nous avons essayé, dans cette courte étude, de réagir contre l'opinion actuelle qui, suivant nous, lui attribue trop de gravité. A l'appui de notre dire, nous apportons des faits ; — si le nombre en est restreint, ils auront du moins l'avantage d'éveiller sur ce sujet l'attention des observateurs et d'apporter un commencement de preuve à l'opinion que nous venons d'émettre.

DÉFINITION. — HISTORIQUE. — FRÉQUENCE.

A l'état normal, l'insertion du cordon se fait sur le placenta ; quand elle a lieu sur les membranes, l'insertion est dite vélamenteuse.

C'est à tort que certains auteurs ont voulu rapporter à Benckiser (1831) le mérite de cette découverte.

Dès la fin du XVIIIe siècle, en 1773, Henri-Auguste Wrisberg avait décrit cette anomalie du cordon, et cinq ans plus tard, en 1778, Sandifort publiait encore un travail à ce sujet. C'est donc à ces deux auteurs que nous devons les premières études sur l'insertion vélamenteuse du cordon. Ils en décrivent l'anatomie, en signalent la rareté et certains inconvénients, celui, entre autres, d'une hémorrhagie, si on tire sur le cordon en temps inopportun.

Après eux, certains auteurs ont bien constaté des cas d'insertion vélamenteuse, mais n'en ont pas laissé de description précise ni détaillée, et il faut arriver au commencement du XIXe siècle, en 1801, pour trouver sur cette question une étude consciencieuse et complète. Nous la devons à Jean-Frédéric Lobstein, prosecteur à la Faculté de médecine de Strasbourg.

C'est lui surtout qui a signalé la gravité de cette anomalie, ses dangers pour la vie de l'enfant par les hémorrhagies qu'elle provoque, « surtout, dit-il, si le calibre des vaisseaux est plus grand que celui du tronc d'où ils viennent. »

Dans une thèse devenue célèbre et soutenue à Heidelberg en 1831 (*De hemorrhagia inter partum orta ex rupto vœne umbilicalis ramo*), Benckiser a réuni un certain nombre d'observations où le cordon ombilical allait s'insérer sur les membranes. A travers celles-ci rampaient les vaisseaux sur une étendue plus ou moins grande, pour se jeter ensuite dans le placenta. Cet auteur rapporte un exemple d'hémorrhagie par rupture d'une branche de la veine ombilicale occasionnant ainsi la mort du fœtus.

Mais ce travail n'est qu'un assemblage, une réunion de faits déjà connus, et Benckiser n'a rien apporté de nouveau à l'histoire de l'insertion vélamenteuse. Quoi qu'il en veuille dire et bien qu'il paraisse l'ignorer, Lobstein avait indiqué, avant lui, et d'une façon précise, les rapports qui existent entre cette disposition anormale du cordon et l'hémorrhagie.

Il serait temps sans doute de supprimer, comme étant une erreur historique, la dénomination de placenta de Benckiser que donnent encore certains auteurs pour l'insertion vélamenteuse ; on la remplacerait, à plus juste titre, par celle de placenta de Wrisberg, ou mieux peut-être de Lobstein, du nom de l'auteur qui en a donné la description la meilleure et la plus complète.

L'insertion vélamenteuse du cordon est « une véritable rareté en obstétrique » (Chantreuil). Elle est relativement plus fréquente dans les cas de grossesse multiple, à placenta unique ou à placentas soudés. Hyrtl (*Les vaisseaux du placenta humain à l'état normal et pathologique*, Vienne, 1870) l'a notée, pour un des cordons, dans cinq cas de grossesse trigémellaire.

Dans la grossesse simple, sur une statistique de 2471 accouchements, Valenta a constaté 21 insertions vélamenteuses : — Sieckel l'a vue 1 fois sur 160 — Spiegelberg, Kleinwachter, Zweifel signalent son peu de fréquence. Enfin Halliday Croom (1) donne comme moyenne 4 insertions vélamenteuses sur 1000 accouchements.

1. Edinburgh med. jour. fév. 1882.

ÉTIOLOGIE. — PATHOGÉNIE

On ne possède sur l'étiologie de l'insertion vélamenteuse du cordon que des données très vagues. Elle a été observée, à peu près en nombre égal, chez les primipares et les multipares, chez les jeunes femmes comme chez les femmes âgées : on la rencontre aussi bien à 20, 25 ans qu'à 35 et plus encore. — La femme qui fait le sujet de l'une de nos observations était âgée de 43 ans et en était à sa onzième grossesse.

La pathogénie n'en est guère moins obscure. Deux théories principales ont été émises, mais ne l'expliquent que d'une façon très insuffisante.

On sait qu'à l'état normal, les vaisseaux allantoïdiens viennent se mettre en rapport avec la caduque inter-utéro-placentaire (sérotine des anciens). L'insertion du cordon se fait alors sur le placenta. Lorsque, dit Hüter, c'est sur la caduque réfléchie que se développent les vaisseaux, l'insertion est vélamenteuse.

La seconde théorie est celle de Schultze. D'après lui, la membrane amnios viendrait normalement engaîner les vaisseaux qui, tout d'abord, se rendaient en un point quelconque de la surface interne du chorion. Le développement ultérieur de l'amnios reporterait leur insertion sur la caduque utéro-placentaire. Ainsi, de vélamenteuse qu'elle était, l'insertion devient sérotinienne, à moins toutefois que, par une adhérence de la vésicule ombilicale, cette sorte de refoulement ne puisse s'opérer.

En 1876, Ahlfeld a publié (*Arch. für Gynecologie*, 9e vol. 1876), à l'appui de la théorie de Schultze, l'observation suivante :

« L'œuf provient d'une grossesse de la quatrième se-
« maine, et il existe encore un large espace entre le cho-
« rion et l'amnios. La vésicule ombilicale est fixée à la
« partie interne du chorion par plusieurs adhérences assez
« solides ; à l'autre pôle de l'œuf s'insèrent les artères om-
« bilicales. Ces adhérences auraient sans doute apporté
« quelque obstacle dans la croissance ultérieure de l'œuf.
« Elles devaient se rompre, ou une insertion vélamenteuse
« devait se produire très loin du placenta qui se serait
« ultérieurement formé. »

Dans un cas analogue décrit par Coste dont les recherches ont été contrôlées par Kolliker, l'œuf provenait de la troisième semaine. Le docteur Thévenot (*Annales de gynécologie*, février 1881) rapporte un cas de double insertion vélamenteuse du cordon dans une grossesse gémellaire : « Il y avait primitivement deux œufs, et dans chaque œuf, le cordon était inséré sur les membranes. Les deux insertions étaient adossées sur la cloison de séparation et presque sur des points similaires. »

L'auteur a fait à ce propos une remarquable discussion de la théorie de Schultze. Nous lui empruntons les détails qui vont suivre.

D'après Coste et Kolliker, les phénomènes qui se passent à la troisième ou quatrième semaine de la gestation ont une évolution très rapide, et dès que le bourgeon allantoïdien touche le chorion, cette membrane se recouvre d'un réseau vasculaire, l'adhérence se produit et les vaisseaux ombilicaux se rendent séparément à la sérotine. M. Thévenot admet que c'est là un phénomène tout à fait primitif, et que la sérotine, région très vasculaire, constitue une sorte d'attraction pour ces vaisseaux.

Il ajoute même, à propos de son observation, où les deux insertions étaient adossées, qu'une zône vasculaire autre que la sérotine peut jouer le même rôle et devenir à son tour pour ces mêmes vaisseaux un centre d'attraction.

S'il en est ainsi, ou bien on verra s'atrophier cette zône vasculaire et la face interne du chorion et on ne retrouvera là que l'insertion anormale des vaisseaux, ou bien, par la persistance des villosités choriales, il se produira deux placentas séparés par un pont membraneux.

Il faudrait supposer, d'après l'explication de Schultze, que les vaisseaux ombilicaux partant du point de contact de la vésicule allantoïde avec le chorion ne se ramifient pas et se rendent, réunis en un seul faisceau, au centre de la sérotine ou en un point voisin du centre ; — que, par son développement, le revêtement amniotique rompe ou décolle certains vaisseaux.

Or, dans tous les cas d'insertion vélamenteuse, on a trouvé les vaisseaux ramifiés, dissociés, avant d'entrer dans la sérotine. — Comment admettre encore leur rupture ou leur décollement ?

L'hypothèse de Schultze impliquerait en outre un décollement par l'amnios des villosités choriales situées sur le trajet des vaisseaux, et une sorte de mouvement de rotation qui reporterait sur la sérotine l'insertion primitivement formée.

Enfin, d'après Schultze, dans l'insertion normale, le canal omphalo-mésentérique accompagne le cordon jusqu'au placenta et on le suit jusqu'à la vésicule ; — dans l'insertion vélamenteuse, au contraire, les vaisseaux cheminent seuls à partir de leur point de contact avec le chorion, et on ne retrouve plus aucune trace du canal omphalo-mésentérique.

L'adhérence de la vésicule ombilicale peut bien être invoquée comme une cause fréquente de l'insertion vélamenteuse, mais il n'est pas du tout démontré par Schultze que l'insertion primitive du bourgeon allantoïdien sur le chorion puisse être reportée sur la sérotine par le développement de l'amnios.

« On est donc en droit de conclure, dit M. Thévenot, que l'insertion sérotinienne primitive est la règle, l'insertion vélamenteuse une déviation du type normal et qu'elle ne peut être temporaire. »

Quoi qu'il en soit de cette théorie et de sa discussion, la pathogénie de l'insertion vélamenteuse du cordon n'en reste pas moins obscure ; son utilité, du reste, est d'une médiocre importance ; nous n'insisterons donc pas davantage ; ce serait sortir du plan que nous nous sommes tracé.

ANATOMIE PATHOLOGIQUE

Nous serons aussi bref que possible, n'insistant que sur les dispositions qui seront pour nous la source de quelques considérations intéressantes au point de vue du diagnostic et du pronostic.

Autant de cas, du reste, autant de variétés dans le mode de division des vaisseaux, dans le mode de terminaison du cordon. Les modifications portent sur la plupart des parties constituantes de l'œuf et principalement sur le cordon, sur les vaisseaux, le placenta et les membranes.

Le cordon ne présente rien de particulier pour la forme et la grosseur. Quant à sa longueur, elle est excessivement variable. Dans trois des observations que nous rapportons plus loin, elle était de 37, 38 et 39 centimètres, tandis que dans une autre, elle atteignait 67 centimètres. Ceci peut avoir, a-t-on dit, une certaine importance, au point de vue des tiraillements que le fœtus, dans ses mouvements actifs, peut faire subir aux membranes.

On voit quelquefois une bride celluleuse qu'on dirait être une dépendance de l'amnios réunir le point où le cordon aborde les membranes au bord placentaire.

C'est ce qui existait dans une de nos observations, et Benckiser cite un fait analogue. Il semble que ce soit là un vestige de la partie celluleuse du cordon qui a persisté tandis que les vaisseaux se sont dissociés,

Dans toutes les observations rapportées, le point d'insertion du cordon sur les membranes est variable. C'est assez dire qu'il ne faut s'attendre à rien de fixe à ce sujet, et pourtant c'est un détail qui a une grande importance. Plus l'insertion sera éloignée du placenta, plus la distance à parcourir par les divers vaisseaux qui rampent sur les membranes, va être longue ; comme à ce niveau, ils manquent de protection, ils auront plus de chance d'être comprimés ou déchirés au moment du travail.

C'est un sujet sur lequel nous nous réservons de revenir, quand nous traiterons du pronostic de l'insertion vélamenteuse.

Tantôt cette insertion se fait à un des pôles de l'œuf, dans un point exactement opposé au placenta ; tels sont les cas rapportés par Wrisberg, par Langerhans, où l'on voyait les vaisseaux parcourir toute la surface de l'œuf, en formant une sorte de réseau à mailles plus ou moins larges ; tantôt comme dans les cas que nous citons, c'est à une petite distance du bord placentaire qu'a lieu cette insertion. Dans le premier, à 6 centimètres ; dans les autres soit à 13 cent., soit à 6 cent. et Meyer dit l'avoir vue une fois à 7 mill. seulement.

Arrivés au point d'insertion du cordon, les vaisseaux ne suivent plus un trajet direct pour atteindre le placenta, ou plutôt ils ne sont soumis dans leur distribution à aucune règle déterminée. Quelquefois ils se séparent immédiatement et affectent alors en s'écartant, la forme d'une fourche ou d'une patte d'oie : (*insertio velamentosa furcalis*) ; dans quelques cas cette dissociation n'a lieu qu'au niveau du bord placentaire.

Les artères ombilicales se divisent d'ordinaire en une sorte de bouquet, dont les rameaux, de volume inégal, cheminent le plus souvent entre les bifurcations de la veine ombilicale en s'anastomosant les uns avec les autres.

Dans le cas où il existe un cotylédon isolé, on voit souvent l'artère ombilicale se diviser en deux branches d'inégale dimension qui se dirigent l'une vers le lobe supplémentaire, l'autre vers le placenta principal.

C'est souvent l'une de ces divisions qui est déchirée au moment de la rupture de la poche des eaux, comme on le voit dans le cas suivant rapporté par Langerhans : il s'agit d'une primipare âgée chez laquelle le travail commença à 7 heures du soir. Au dire de la sage femme qui assistait la malade les membranes se rompirent à 1 heure du matin, et en même temps se déclarait une hémorrhagie abondante mais de courte durée. 12 heures après, la sage-femme demandait l'aide d'un médecin. L'enfant se présentait par le sommet au détroit supérieur ; — les battements du cœur fœtal n'étaient pas perceptibles, et la parturiente était épuisée. Le forceps fut appliqué sans difficulté, et l'enfant fut retiré mort.

Voici ce que put constater Langerhans. Le cordon s'insérait sur le point des membranes opposé au placenta, et la déchirure de celles-ci s'était produite à peu près au milieu de l'espace qui séparait le bord placentaire de l'insertion du cordon. Elle avait intéressé une artère qui traversait obliquement cet intervalle et avait le volume d'une plume de corbeau. C'était là évidemment la cause de l'hémorrhagie et de la mort de l'enfant.

La veine ombilicale se dilate, avant de se ramifier et

forme une sorte de sinus, disposition éminemment favorable à la rupture. De ce point émergent les nombreuses ramifications qui se dirigent vers le placenta et dont un certain nombre mesure le volume d'une plume d'oie.

Quant au placenta et aux membranes, on peut dire que leur volume, leur épaisseur, leur résistance ne sont aucunement modifiés par cette anomalie. Sans doute dans quelques cas, on a rencontré des placentas de formes variées, en croissant, par exemple (Langerhans); mais sur quoi s'appuyer pour attribuer à l'insertion vélamenteuse cette conformation particulière et qui ne présente du reste, aucune valeur? Il ne peut y avoir là qu'une simple coïncidence.

Dans les observations que nous avons recueillies, nous avons eu toujours grand soin d'examiner si la résistance des membranes n'était pas modifiée au niveau des vaisseaux, mais nous n'avons observé sous ce rapport aucune particularité, ce qui se trouve concorder, du reste, avec les observations des auteurs qui ont traité du même sujet. Les membranes étant normales, il s'ensuit qu'elles n'ont pas de raison pour se rompre en ce point plutôt qu'ailleurs, ce qui n'aurait pu manquer dans le cas contraire.

Dans les cas de placenta double, on peut voir l'un des deux cordons se comporter normalement, tandis que l'autre rampe sur les membranes avant d'atteindre le placenta. Mais il est bien plus rare de trouver une double insertion vélamenteuse. Cependant, Thévenot en rapporte un exemple. C'est peut être l'unique, car cette disposition n'est pas mentionnée dans l'atlas de Hyrtl qui a étudié avec le plus grand soin les vaisseaux du placenta.

« Dans l'un des œufs, dit Thévenot, celui qui se rompit probablement le premier, le cordon s'insérait à 12 c. du bord du placenta. La veine ombilicale se divisait en 3 branches : une branche intermédiaire se rendait au placenta, les deux autres s'écartant embrassaient la demi-circonférence du placenta et y pénétraient par les deux extrémités de son diamètre antéro-postérieur. Les branches artérielles cheminaient entre les vaisseaux veineux.

Dans l'autre poche, l'insertion se fait à 14 cent. du bord placentaire, sur le segment inférieur des membranes qui fut rompu. On trouve là trois lambeaux membraneux renfermant les lambeaux externe et interne, une branche veineuse, le lambeau moyen, une branche artérielle. Les vaisseaux offrent à peu près la même disposition que de l'autre côté de la cloison, mais ils suivent un chemin plus direct. »

SYMPTOMES ET DIAGNOSTIC

Dans la plupart des cas, l'insertion vélamenteuse n'est diagnostiquée qu'après l'accouchement, par l'examen de l'arrière faix, et dans sa thèse d'agrégation de 1875, Chantreuil avance que l'hémorrhagie seule permet de soupçonner cette disposition des vaisseaux, avant la dilatation du col de l'utérus.

Le plus souvent, en effet, les symptômes font défaut, et la raison en est facile à comprendre : si l'insertion a lieu, ce qui est à peu près la règle dans cette anomalie, sur la partie supérieure de l'œuf, elle sera inaccessible au doigt explorateur ; le toucher nous donnera des renseignements utiles dans le cas seulement où cette insertion se fait sur les membranes, dans une partie voisine du col. De là l'impossibilité fréquente du diagnostic.

Dans tous les cas, rares cependant, où l'insertion vélamenteuse a été reconnue d'une façon à peu près certaine avant l'accouchement, elle l'a été par le toucher. Le doigt peut sentir, en effet, à travers le col dilaté, un ou deux cordons durs, pulsatiles qui sont pour Scanzoni d'une grande valeur au point de vue du diagnostic. Benckiser et Huter citent deux cas de ce genre et Halliday Croom (Edinburgh medic. journal, février 1882) rapporte une observation intéressante dans laquelle le toucher lui avait fait reconnaître une insertion vélamenteuse.

Nous verrons plus tard quelle importance peut avoir, au point de vue du traitement, un diagnostic nettement posé.

A défaut de notions précises données par le toucher, il est un autre signe qui, d'après certains auteurs, aurait une grande portée : c'est l'hémorrhagie qui peut se produire au moment de la rupture des membranes. Mais encore, s'agit-il dans ce cas d'établir d'une façon précise l'origine de cette hémorrhagie ; faut-il en reconnaître les caractères et la différencier d'une hémorrhagie venant des parties maternelles.

C'est alors que certaines circonstances accessoires peuvent acquérir une grande valeur, et c'est sur elles que nous voulons attirer l'attention. Ainsi, le peu d'abondance de cette hémorrhagie, sa brièveté, la couleur noire du sang qui s'écoule, l'émission simultanée du méconium sont autant de signes qui, réunis, nous paraissent suffisants pour établir que le sang provient des vaisseaux du cordon.

En même temps, les bruits du cœur qu'on entendait d'une façon très distincte quelques minutes avant s'affaiblissent de plus en plus et finissent par disparaître ; et la mère ne perçoit plus les mouvements du fœtus.

Ainsi donc, pendant le travail, le toucher d'un côté, l'hémorrhagie de l'autre, nous permettront parfois d'établir le diagnostic.

Mais si l'hémorrhagie vient à manquer, si le toucher ne nous révèle rien, ce qui est fréquent, autant qu'on en peut juger par nos observations, comment diagnostiquer, entrevoir même, l'existence d'une insertion vélamenteuse ?

Dans un travail récemment paru (*Ann. de Gynéc.* octobre 1879) M. Poullet a cru pouvoir soupçonner, d'après un certain signe, cette anomalie du cordon, bien avant le début du travail et en dehors de toute hémorrhagie.

Les deux malades qui font le sujet de ses observations, perdirent sans cause préalable une certaine quantité d'eau possédant une odeur spermatique, l'une au cinquième mois, l'autre au sixième mois de la grossesse. Cette perte se renouvela en plus ou moins grande quantité, à des intervalles variés, et sembla à l'observateur coïncider avec de grands mouvements de l'enfant. Elle n'était jamais accompagnée de douleur ni d'hémorrhagie.

Dans les deux cas, M. Poullet ordonna le décubitus horizontal et quelques lavements opiacés contenant aussi du chloral ; malgré cela l'accouchement eut lieu 50 ou 60 jours après la première perte de liquide.

C'est en cherchant à analyser ce phénomène, que M. Poullet est arrivé à regarder cette sorte d'hydrorrhée comme symptôme probable d'une insertion vélamenteuse ; — voici l'explication qu'il en donne :

Il se fait une déchirure de l'œuf et le mécanisme par lequel elle s'opère est le suivant.

On sait qu'à l'état normal dans les conditions physiologiques, l'œuf présente une assez grande résistance, et qu'une pression même assez forte sur la paroi abdominale, certains efforts de la femme ne suffisent pas à en provoquer la rupture ; cela tient à ce que avant toute dilatation du col, l'œuf est partout adossé à la paroi utérine. Les choses restant telles, les mouvements de l'enfant, quelque violents qu'ils soient, sont encore impuissants à déchirer les membranes.

Mais, dit M. Poullet, supposons que l'insertion soit vélamenteuse, qu'une spirale s'enroule autour de l'enfant et qu'un membre vienne frapper sur le cordon tendu ; — incontestablement, il y aura attraction des membranes vers le fœtus, leur décollement s'ensuivra ; entre l'œuf et l'utérus ainsi séparés, il pourra se produire un épanchement de sérosité, et les membranes flottant ainsi entre deux liquides pourront facilement être rompues par un simple coup de pied de l'enfant.

A travers cette déchirure s'écoule une certaine quantité de liquide ; puis une sorte de soupape est formée par les parties flottantes de l'œuf qui viennent de nouveau s'adosser à l'utérus ; à chaque tiraillement du cordon sur la soupape, se produira une expulsion de liquide.

« Il résulte pour nous de cette interprétation, dit M. Poullet, que lorsqu'une femme perd de l'eau amniotique à cinq ou six mois de grossesse, en dehors de tout commencement du travail, au lieu d'expliquer cette déchirure de l'œuf par un effort fait par la femme, soit en toussant, soit en levant les bras, comme on le dit banalement, on doit soupçonner une implantation vélamenteuse du cordon. »

Examinons cette hypothèse.

Qu'il nous soit permis de dire en commençant que des conditions énumérées par M. Poullet, capables de produire, de favoriser le tiraillement des membranes par le fœtus et leur rupture consécutive, la première au moins nous paraît insuffisante ; nous voulons parler de l'implantation vélamenteuse qui n'a pas été signalée jusqu'ici, croyons-nous, comme une cause de brièveté du cordon ; quant aux spirales autour du cou de l'enfant, faudrait-il au moins que M. Poullet les eût constatées dans ses observations, la troisième condition enfin (coups de pieds de l'enfant sur le cordon tendu) n'a de valeur que par l'existence de la seconde.

M. Poullet ne mentionne pas non plus la diminution de volume du ventre ; or, c'est là, ce nous semble, un fait important et qui ne serait probablement pas passé inaperçu chez sa seconde malade où il y a eu « *un écoulement très souvent réitéré d'une grande quantité d'eau.* »

L'odeur spéciale du liquide ne peut guère non plus être invoquée ; le liquide amniotique et le liquide de l'hydrorrhée ont tous deux, dit Stapfer (de l'*hydrorrhée* th. d'agrégation 1880) la même consistance et la même odeur spermatique.

Enfin, une pareille hypothèse devrait-elle au moins trouver sa confirmation dans un diagnostic rétrospectif, après la délivrance, par l'examen des membranes. Dans les quelques faits d'hydrorrhée par rupture prématurée des membranes que possède aujourd'hui la science, Ingleby, Griesing, de Grœf, avaient trouvé en un point quelconque de l'œuf une rupture autre que celle produite par le passage de l'enfant.

C'est là un fait capital, d'une importance extrême ; or, M. Poullet ne rapporte rien de pareil dans ses observations.

A quoi donc attribuer cet écoulement de liquide ? Quelle en est l'origine ?

Nous inclinons fort à croire que dans les deux cas précités, M. Poullet avait affaire à une simple hydrorrhée, l'hydrorrhée type décrite par Nœgelé en 1820.

D'après cet auteur, la face interne de l'utérus donne lieu à une sécrétion plus ou moins abondante de liquide ; celui-ci s'accumule entre la paroi utérine et les membranes qu'il décolle peu à peu, en formant ainsi une sorte de poche ; la quantité du liquide sécrété augmentant d'une façon progressive, le décollement s'étend de proche en proche jusqu'au niveau de l'orifice utérin ; à ce moment le liquide s'écoule au dehors.

De plus, reprenant la théorie de Levret, les principaux auteurs, Joulin, Cazeaux et M. le professeur Tarnier admettent que cette sérosité n'est pas autre chose que du liquide amniotique qui n'a pu transsuder à travers les enveloppes ou qui a été sécrété en trop grande abondance.

Cette opinion est pleinement confirmée par l'observation suivante citée dans la thèse de Basset en 1858.

Une multipare enceinte de six mois perd, sans contractions ni douleurs, une certaine quantité de liquide. Quelque temps après, cette femme se tue. A l'autopsie, on constate entre l'utérus et les membranes la présence de deux poches, l'une pleine, l'autre vide ; du reste, intégrité complète des membranes ; le liquide transparent, jaune citrin, est de même consistance et de même odeur que le liquide amniotique avec lequel il présente la plus grande analogie.

C'est évidemment de la poche vide que provenait le liquide qui s'était une fois écoulé ; il est bien probable que si cette femme eût vécu, elle aurait eu une seconde hydrorrhée.

Enfin, si M. Poullet invoque à l'appui de son hypothèse la grande quantité de liquide perdu d'une part et l'accouchement prématuré de l'autre, nous lui répondrons par les lignes suivantes que nous empruntons à M. Depaul (*Dict. encycloped. des Sc. méd.*, 1864).

........« Le liquide écoulé peut être en quantité aussi considérable et plus considérable même que celui qui vient de la cavité des membranes..... En général, l'écoulement recommence au bout d'un certain temps et peut se répéter dans des proportions variables un plus ou moins grand nombre de fois avant que le travail se déclare. De sorte que cette perte aqueuse peut durer 15 jours, un mois, quoiqu'il ne soit pas rare qu'elle devienne la cause d'un accouchement prématuré. »

Ainsi, l'hydrorrhée est l'écoulement par la vulve des femmes enceintes, d'un liquide séro-albumineux de provenance utérine, survenant à l'improviste, sans contractions douloureuses, et se faisant par jets répétés, à intervalles réguliers ou irréguliers.

Quels caractères distinctifs entre cette hydrorrhée et celle décrite par M. Poullet dans ses observations ? Aucun assurément.

Nous avons assez longuement discuté l'hypothèse émise par cet auteur ; nous avons vu ce qu'il fallait penser de la rupture prématurée des membranes, et nous savons que l'hydrorrhée due à cette rupture, est un fait rare, mais confirmé toujours, quand il existe, par l'examen des membranes, après la délivrance.

Si la théorie de M. Poullet est séduisante, ingénieuse, et paraît offrir tout d'abord quelque apparence de vérité, il faut bien reconnaître qu'elle n'a pour elle aucun fait probant, et ne saurait être, à notre avis, suffisante pour établir l'hydrorrhée, comme symptôme, même probable, de l'insertion vélamenteuse.

Dans nos cinq observations, les commémoratifs ont été soigneusement recherchés, et pas une fois on n'a noté le moindre écoulement de liquide.

Si, dans les deux cas où M. Poullet a constaté l'implantation vélamenteuse du cordon, il s'est rencontré de l'hydrorrhée, c'est là, croyons-nous, de l'hydrorrhée simple, et une pure coïncidence ; il serait peut-être téméraire de donner à ce phénomène une signification trop grande.

En résumé donc, pendant la grossesse, pas de diagnostic possible ; pendant le travail, deux symptômes : un pathognomonique : sensation au toucher d'un ou de plusieurs cordons durs, pulsatiles ; — il faut évidemment pour cela que le col soit dilaté et l'insertion assez rapprochée de la région cervicale de l'utérus ; — l'autre, l'hémorrhagie au moment de la rupture des membranes. Encore, celui-ci, et fort heureusement, fait-il assez souvent défaut.

PRONOSTIC

Il semble que les auteurs qui se sont occupés de l'insertion vélamenteuse aient pris à tâche d'en assombrir le pronostic, et M. Poullet, l'un des accoucheurs qui a écrit le plus récemment sur ce sujet, déclare, dès le début de son travail, que cette disposition a pour le fœtus des conséquences très fréquemment mortelles.

Évidemment, pour eux, elle ne saurait exister sans s'accompagner d'une série d'accidents graves, tels que hémorrhagie du cordon, rupture prématurée des membranes, etc., tandis que c'est le contraire que nous croyons exister, et que le plus souvent elle apparaît sans ce triste cortège. Il est probable que ces observateurs se sont trouvés en présence de cas éminemment difficiles, ou qu'ils ont méconnu ou jugé de peu d'intérêt les faits où tout s'était passé normalement, comme dans les observations qui vont suivre.

Examinons maintenant en détail les inconvénients que peut avoir cette anomalie du cordon soit pour le fœtus, soit pour la mère.

1° *Fœtus.* — Certains auteurs ont avancé qu'elle pouvait avoir une influence nuisible sur le développement du fœtus et par suite, entraîner l'avortement. C'est Hüter qui a le plus chaudement soutenu cette opinion : « Comment se fait-il que, dans certains cas, le fœtus souffre, se développe mal et soit expulsé avant terme, tandis que dans d'autres il ne paraît nullement se ressentir de l'anomalie, naît vivant ou périt foudroyé par hémorrhagie au moment de la rupture des membranes? »

Pour expliquer ces différences, Hüter incrimine le mode de nutrition qui lui paraît défectueux, et cela d'autant plus que l'insertion du cordon sur les membranes se fait en un point plus éloigné du bord placentaire. La circulation lui semble gênée en raison directe de la longueur du trajet parcouru par les vaisseaux.

Bien plus, dit-il, à mesure que le fœtus se développe, les troncs vasculaires sont comprimés, et ce nouvel obstacle apporté au cours du sang retentit comme le premier sur la nutrition. La circulation peut même s'arrêter tout à fait et devenir la cause d'un avortement.

Telle est, en résumé, l'opinion de Hüter. Mais, outre qu'on ne comprend guère comment peut se produire la compression entre l'utérus et les membranes, ce que n'explique pas cet auteur, les faits sont là pour attester que la longueur du trajet parcouru par les vaisseaux à travers les membranes pour arriver au placenta, amène peu de changement dans le poids et le volume du fœtus. Ainsi, dans une de nos observations, le poids du fœtus est de 3330 gr. et le trajet des vaisseaux à la surface de l'œuf de 8 centim. Dans une autre, ce trajet est de 13 centimètres, et le poids du fœtus n'en est pas moins normal.

Aussi, sommes-nous porté à croire, avec Crédé, que l'insertion vélamenteuse par elle-même n'a que peu d'influence sur la nutrition du fœtus, et que les variétés observées par Hüter devaient se rattacher à des causes étrangères à la disposition du cordon. Si, comme le veut M. Poullet, la rupture prématurée des membranes doit être considérée comme une conséquence de l'implantation vélamenteuse, on ne saurait nier qu'elle ne prédispose à l'accouchement prématuré. Mais quoi qu'en ait dit cet auteur, nous persistons à considérer ce fait comme douteux.

C'est surtout pendant le travail qu'apparaîtraient les accidents qui ont tant effrayé les accoucheurs. Le plus grave de tous est l'hémorrhagie qui se produirait au moment même de la rupture de la poche des eaux. En même temps que les membranes, les branches veineuses ou artérielles qui serpentent à leur surface, privées de leur soutien, seraient également déchirées. Le fœtus mourrait exsangue, ce qui explique sa pâleur lorsqu'il est expulsé.

Mais si on réfléchit aux conditions nécessaires de cette hémorrhagie, on se convaincra sans peine qu'elle doit être excessivement rare. Il faut, en effet, que l'implantation soit très éloignée du placenta, presque au pôle opposé de l'œuf, et que le trait de déchirure soit perpendiculaire, au tout au moins oblique par rapport au trajet des ramifications vasculaires. Or ces dispositions ne se rencontrent que dans la minorité des cas.

Presque toujours c'est à quelques centimètres et par conséquent très près du placenta que se fait l'implantation vélamenteuse.

En outre, même dans les cas où on sent au toucher les branches vasculaires sur la partie saillante de la poche des eaux, ce qui est la disposition la plus grave, l'accoucheur ne pourrait-il en prévenir les dangers en imitant la conduite d'Halliday Croom dont nous rapportons plus loin l'observation ?

Il est vrai qu'on peut rencontrer un autre inconvénient contre lequel il est plus difficile de lutter, je veux parler de la compression des vaisseaux au moment du passage de la tête fœtale. Mais on n'invoque ce mécanisme que lorsqu'on ne peut expliquer d'une autre façon la mort du fœtus. Il ne nous appartient pas de le révoquer en doute, car théoriquement il paraît assez rationnel, mais ce qu'on ne saurait nier, c'est qu'il est extrêmement rare.

Benckiser, Hüter ont rapporté des observations d'insertion vélamenteuse du cordon compliquée de sa procidence. D'après Crédé et Scanzoni, ce grave accident serait à redouter surtout dans le cas où l'implantation se fait dans le voisinage du col.

2° *Mère.* — Nous en aurons fini avec les inconvénients et les dangers de l'insertion vélamenteuse quand nous aurons mentionné les difficultés qu'elle occasionne parfois pour la délivrance.

On a dit, en effet, que pour la mère elle n'avait aucun danger ; c'est vrai jusqu'à un certain point, mais il ne faut pas oublier qu'elle peut devenir pour elle la source de complications de la plus haute gravité. C'est ce qui ressort nettement de l'observation suivante due au docteur Thévenot :

Il s'agit d'une grossesse gémellaire. Le travail commença à 10 heures du matin ; à 11 heures du soir la femme accouchait d'un premier enfant. A la suite, perte de sang peu abondante. A 4 heures du matin naissait le second enfant. Dix ou quinze minutes après, la sage-femme, voulant opérer la délivrance, exerce des tractions sur les deux cordons qui se rompirent. C'est à partir de ce moment que l'hémorrhagie devint inquiétante. Un premier docteur appelé ne put extraire les deux placentas et la perte de sang continuait. Enfin le docteur Thévenot appelé en consultation parvint à les retirer et la perte cessa. Mais la patiente avait perdu une telle quantité de sang qu'elle faillit succomber et qu'il lui fallut près de deux mois pour se remettre.

C'est donc au moment de la délivrance, alors que le fœtus est expulsé et hors de cause que des difficultés peuvent survenir ; car tout s'étant passé normalement, la sage-femme ou l'accoucheur sont sans défiance ; ils exercent des tractions sur le ou les cordons, s'il y en a plusieurs, et il leur arrive ce qui arrive parfois dans ce cas : le cordon leur reste dans la main. Pour prévenir l'hémorrhagie ils n'ont alors d'autre ressource que de faire la délivrance artificielle en allant avec la main décoller et extraire le placenta. Nous nous plaisons cependant à reconnaître que ces accidents diminueront de nombre et de gravité à mesure que l'on connaîtra mieux l'insertion vélamenteuse et qu'on pourra plus facilement arriver à la prévoir.

Nous avons tenu à rapporter et à discuter scrupuleusement chacune des complications qu'on a attribuées à l'implantation vélamenteuse. Mais nous devons ajouter, pour être juste, qu'elles ne se montrent pas toujours, loin de là ; aussi ne doit-on pas s'attendre à les rencontrer souvent ; leur absence pourrait bien être la règle.

Nous citons, à cet appui, les 5 observations suivantes, toutes négatives, recueillies dans le courant de l'année

1883, du mois de février au mois de novembre, dans le service de M. le docteur Porak qui nous les a obligeamment transmises.

Observation I

La nommée Marie Pérat, âgée de 22 ans, exerçant la profession de couturière, entre à l'hôpital le 26 février 1883 à 4 heures du matin.

Bonne constitution ; conformation du bassin normale ; menstruation régulière.

Cette femme a eu un premier accouchement normal et à terme le 22 novembre 1880. La dernière apparition des règles date du 27 mai 1882 ; des vomissements seuls ont compliqué la grossesse.

Les premières douleurs se sont manifestées vers 10 heures du soir, le 25 février ; les membranes s'étaient rompues vers 5 heures. Le 26 à 4 heures 1/2 du matin la dilatation était complète, et une demi heure après cette femme accouchait spontanément d'un enfant vivant qui s'était présenté en position O. I. D. P. La durée du travail a donc été de 7 heures.

L'enfant pèse 2790 grammes et mesure une longueur de 48 centimètres. Le poids du placenta est de 420 grammes ; les membranes sont entières, le liquide amniotique abondant et normal.

Le cordon s'insère sur les membranes à environ 6 centimètres du bord placentaire. A partir de ce point les vaisseaux sont dissociés. Aucun accident n'est venu compliquer le travail. Délivrance naturelle.

Pendant l'accouchement, il s'est produit une légère déchirure de la fourchette, qui est complètement cicatrisée le 7 mars, et le 9, la femme sort de l'hôpital en parfait état de santé.

Observation II

Le 2 août 1883 entre à l'hôpital la nommée Devoteau Catherine, âgée de 24 ans. Cette femme a toujours été bien réglée, est d'une bonne constitution et possède un bassin normal.

Elle a eu déjà 4 accouchements à terme : le 1er, le 25 septembre en 1875, et le quatrième le 25 décembre en 1881.

Dernières règles le 29 novembre 1882 ; des vomissements comme complication de la grossesse. L'enfant se présente en O. I. G. A.

Le 2 août, à 6 heures du matin se sont montrées les premières douleurs ; à 7 heures, la dilatation était complète ; à 8 h. 40 les membranes se rompaient et quelques minutes après, la femme accouchait normalement d'un enfant bien portant du poids de 3260 grammes. Le travail avait duré 2 heures 50 minutes. Le placenta pesait 490 grammes, et le cordon a une longueur de 39 centimètres.

A l'examen du délivre, on constate que le cordon s'insère à 13 centimètres environ du bord placentaire. De plus, le placenta est bilobé ; l'un des lobes est beaucoup plus petit que l'autre et lui est relié par un pont membraneux.

A partir de leur point d'insertion, les vaisseaux du cordon se dissocient. Un premier tronc vasculaire, le plus volumineux, se rend presque en droite ligne à travers les membranes au placenta principal, se ramifie en un certain point de son trajet et fournit un ou deux vaisseaux qui se dirigent aussi, mais plus obliquement, vers le plus gros lobe. Un deuxième tronc vasculaire, beaucoup plus petit, chemine un instant entre les deux enveloppes, puis se divise en deux rameaux qui abordent le placenta accessoire par un de ses bords. Des ramifications irrégulières parcourent le pont membraneux.

La rupture des membranes s'est faite en un point assez éloigné des ramifications des vaisseaux du cordon. Aucun accident pendant le travail.

Observation III

La nommée Bennard Eugénie, 43 ans, brunisseuse entre à l'hôpital le 6 septembre à 3 heures du matin. — Bonne constitution ; conformation du bassin normale. — Menstruation régulière.

Dix accouchements à terme : le premier en 1860, le dixième en 1880. De ces enfants, un seul, né en 1873, est vivant.

Dernières règles, le 13 décembre dernier.

Cette femme était entrée avec la dilatation complète; les membranes s'étaient rompues le 5 à 9 heures du soir. Le lendemain, à 3 heures 25 du matin, accouchement normal par le sommet d'un enfant vivant du poids de 3510 grammes.

Le placenta pèse 590 grammes, le cordon a une longueur de 67 centimètres et s'insère sur les membranes à 4 centimètres environ du bord placentaire. La déchirure s'est faite assez loin de ce point d'insertion.

Délivrance naturelle.

Aucun accident.

Le 14 septembre. — La femme sort de l'hôpital bien portante ; le poids de l'enfant est augmenté de 60 grammes.

Observation IV

Anna Hoppf, 25 ans, couturière, entre à l'hôpital le 28 novembre 1883. — Bonne constitution, conformation normale du bassin, menstruation régulière.

Dernières règles au mois de février.

Apparition des premières douleurs, le 27 novembre à dix heures du soir ; rupture des membranes artificielle à 6 heures 5 du matin. Demi heure après accouchement normal d'un enfant vivant du poids de 2260 grammes.

Le placenta pèse 480 grammes. Le cordon a une longueur de 38 centimètres et vient s'insérer sur les membranes à 6 centimètres environ du bord placentaire. C'est seulement à ce niveau que les vaisseaux se dissocient pour se distribuer à la face fœtale du placenta. Une bride celluleuse s'étend du point d'insertion aux membranes.

La rupture de la poche des eaux s'est faite en un point très éloigné du placenta. Du reste, aucun accident. Délivrance naturelle.

Observation V

La nommée Nolleau, ménagère, âgée de 25 ans est reçue à l'hôpital le 30 novembre à 6 heures 10 du matin.

Bonne constitution ; bassin normal ; menstruation régulière.

Trois accouchements antérieurs, l'un à huit mois, en 1877 ; l'enfant est mort huit jours après ; deux à terme ; le premier en 1875, le second en 1881 ; les deux enfants vivent.

Dernière apparition des règles fin février 1883. Pendant la grossesse, nausées et varices des membres inférieurs.

Les premières douleurs se sont montrées le 30 à 3 heures du matin.

On ignore à quel moment s'est faite la rupture des membranes.

A 6 heures 15 du matin, accouchement normal par le sommet d'un enfant vivant, du poids de 3330 grammes.

Le placenta pèse 680 grammes. Le cordon, d'une longueur de 37 centimètres et de grosseur normale, vient d'insérer sur les membranes à 8 centimètres du bord placentaire. Les vaisseaux du cordon ne se dissocient que lorsqu'ils sont arrivés au placenta. Une sorte de bride celluleuse, dépendance probable de l'amnios, les réunit aux membranes.

La rupture de la poche des eaux s'est faite à une assez grande distance du point d'insertion du cordon.

Aucun accident, — délivrance naturelle, suite de couches normales. — L'enfant a diminué, à la sortie, 8 décembre, de 283 grammes.

TRAITEMENT

Dans la plupart des cas, il faut bien le dire, l'insertion vélamenteuse du cordon ne donne lieu à aucun traitement.

Que l'anomalie ait été ou non reconnue, le plus souvent tout se passe d'une façon absolument normale : il n'y a pas d'hémorrhagie et l'enfant naît en parfait état de santé.

Mais, si c'est là la règle, nous voulons bien reconnaître aussi que des exceptions peuvent se présenter, que des dangers peuvent survenir, et que l'intervention de l'accoucheur sera dans certains cas, d'une incontestable utilité. Ces réserves faites, voyons quelles circonstances commandent cette intervention.

Supposons, par exemple, que l'insertion des vaisseaux du cordon se fasse sur les membranes, assez près de l'orifice du col, sur un point accessible au doigt explorateur. Le toucher nous fournira le diagnostic. L'accoucheur devra-t-il intervenir ? Oui, évidemment.

Dans ce cas, en effet, si on laisse le travail marcher seul, une fois le col complètement dilaté, les membranes vont se rompre et la déchirure intéressera fort probablement un des vaisseaux du cordon, d'où hémorrhagie et mort du fœtus, si son expulsion n'est pas immédiate.

Toutefois il est intéressant de rappeler ici les deux observations citées par Kühn et Ruge ; l'enfant naquit vivant, dans les deux cas, en passant par l'ouverture des membranes qui s'était produite entre les vaisseaux. Mais on ne doit guère compter sur ces circonstances exceptionnellement heureuses et si on reconnaît une insertion vélamenteuse très éloigné du placenta, l'indication est nette ; lorsque la dilatation est complète, il faut rompre les membranes entre les vaisseaux, au moment d'une contraction et hâter l'accouchement. On évite ainsi d'une façon à peu près certaine toute hémorrhagie et on a de grandes chances de retirer un enfant vivant. Scanzoni avait déjà proposé cette manœuvre.

Cette conduite a été suivie par Halliday Croom dans un cas dont il rapporte l'observation (*Edimb. méd. journal* fév. 82). « Comme la tête était très-haute et n'aurait pu être atteinte par le forceps, il pratiqua la version et retira un enfant vivant. Une hémorrhagie très légère se produisit et fut attribuée, au passage de la main ; à l'expulsion du délivre, Halliday Croom put reconnaître le point où s'était rompu le vaisseau intéressé.

Dans les cas où l'insertion anormale n'a pas été reconnue, il peut survenir parfois une hémorrhagie ou une compression des vaisseaux : les bruits du cœur fœtal s'affaiblissent, s'éloignent de plus en plus, les pulsations disparaissent dans les vaisseaux accessibles au doigt ; — une seule indication s'impose : hâter l'accouchement, et si l'enfant présente encore quelque signe de vie, essayer de le ranimer par les moyens dont nous disposons.

L'implantation vélamenteuse présente encore, d'après la plupart des auteurs, un autre inconvénient, c'est d'affaiblir la solidité du cordon et de rendre sa rupture plus facile lorsqu'on veut extraire le placenta. Ce danger avait déjà été signalé par Wrisberg en 1773.

Aussi, est-il de règle, lorsque l'anomalie a été reconnue, soit pendant le travail, soit après l'expulsion du fœtus, de ne pas tirer sur le cordon dont les vaisseaux plus ou moins dissociés seraient inégalement tendus et facilement déchirés ; MM. Poullet et Thévenot rapportent des cas de rupture du cordon dus à cette cause.

Mais il faut bien dire que ce danger est loin d'être fatal et qu'il ne se rencontre même jamais dans le cas où l'insertion se fait très près du placenta.

Toutefois, sera-t-il prudent si l'insertion du cordon sur les membranes est près du col, de substituer à la délivrance par tractions, la méthode de Crédé, c'est-à-dire la délivrance par expression utérine. Nous savons bien que cette méthode a ses défauts, mais entre deux maux, il faut choisir le moindre, et mieux vaut, ce nous semble, l'appliquer ici que s'exposer, par des tractions sur le cordon, à la rupture de ses vaisseaux et être ensuite obligé de recourir à la délivrance artificielle par introduction de la main dans l'utérus.

CONCLUSIONS

1° L'insertion vélamenteuse du cordon est une anomalie rare ; on la rencontre, en moyenne, 2 fois sur 500 accouchements.

2° Les causes en sont mal connues ; la plus fréquente paraît être l'adhérence du bourgeon allantoïdien au chorion.

3° L'insertion se fait à une distance très variable du bord placentaire, et les vaisseaux présentent dans leur trajet et leur distribution de nombreuses différences.

4° Le seul symptôme valable et vraiment pathognomonique, outre l'hémorrhagie, serait la sensation au toucher d'un ou de plusieurs cordons pulsatiles sur les membranes.

5° Le pronostic est moins sérieux qu'on ne l'a cru jusqu'ici ; il peut offrir cependant une gravité relative dans les cas rares où l'insertion se fait sur un point des membranes très éloigné du placenta.

6° Le traitement comporte deux indications :

1° Prévenir l'hémorrhagie.

2° Si elle survient ou s'il y a compression des vaisseaux, hâter l'accouchement.

INDEX BIBLIOGRAPHIQUE

Wrisberg (Henri-Auguste). — Commentat. de secondinar. humanar. varietate; sect. I, observ. II. In nov. comment. Societ. reg. scient. Gottingue, t. IV, 1773, p. 63 et suiv.

Sandifort. — Observationes anatomico-pathologicœ, lib. II, Lugduni Bat., 1778, p. 93 et suiv.

Lobstein (Jean-Frédéric). — Notice sur une disposition partic. des vaisseaux du cordon ombilical, t. I. Arch. de l'art des accouchements publiées par Schweighaüser; — Strasbourg 1801, p. 320.

Benckiser. — De hemorrhagiâ inter partum ortâ ex rupto venæ umbilicalis ramo, Heidelberg 1831.

Hüter. — Monatsschr. f. Geburst. t. XXVIII, p. 330.

Schultze. — Jenaische Zeitrchrift 1867.

Scanzoni. — Lehrbuch der Geburtshilfe, t. II, p. 167.

Hyrtl. — Vaisseaux du placenta humain à l'état normal et pathologique (Vienne 1870).

Chantreuil. — Des dispositions du cordon. Thèse de concours 1875.

Langerhans. — Arch. für Gynécologie 13e vol. 1878, p. 304.

Ruge. — Zeit. t. Geb, u. Gynécol. 1878.

Poullet. Ann. de Gynéc. 1879.

Thévenot. — Ann. de Gyn., janvier 1881.

Halliday Croom. — Edinburg méd. journal, février 1882.

Imprimerie A. DERENNE, Mayenne. — Paris, boulevard Saint-Michel, 52.

www.ingramcontent.com/pod-product-compliance
Ingram Content Group UK Ltd.
Pitfield, Milton Keynes, MK11 3LW, UK
UKHW021038180726
13838UKWH00004B/1876

9 782329 113081